A HERANÇA CLÍNICA E OS
PROBLEMAS PSICOLÓGICOS
NA PRÁTICA MÉDICA

HERANÇA CLÍNICA E OS PROBLEMAS PSICOLÓGICOS NA PRÁTICA MÉDICA

Fernando A. Mourão Flora

Monografia apresentada ao Curso de Especialização
em Saúde da Família da Universidade Federal de
Minas Gerais- UFMG.
Orientadora: Profa. Ocirema T. Rothe-Neves

Fernando Antonio Mourão Flora

Belo Horizonte
2003

Dedicatória:
À memória do meu irmão,
Rowilson Flora Filho

SUMÁRIO

Resumo

Os problemas psicológicos são muito comuns nos consultórios dos médicos generalistas. Incluem, pela incidência, os transtornos somatomorfos e os episódios depressivos com sintomas somáticos. Estes distúrbios não apresentam nenhuma patologia orgânica. Ora, a clínica foi, em seus primórdios, classificadora. A doença recebeu uma organização hierarquizada em famílias, gêneros e espécies. O papel do médico era o de descobrir a doença no doente. A doença se apresentava segundo os sintomas e os sinais. A clínica baseava-se na anatomia patológica e na fisiopatologia. Devido a esta longa tradição secular, que o condicionou a investigar o "orgânico", o médico generalista não está preparado para cuidar de pacientes com problemas psicológicos. Isto porque não encontra o substrato anátomo e fisiopatológico a que foi exercitado a descobrir. Uma proposta para capacitar o generalista a lidar com as emoções na prática médica é o "grupo Balint". É um método de capacitação em seminários de grupo, com sessões semanais e duração de 2 anos, baseado em apresentação de casos. O objetivo é obter uma mudança de personalidade do generalista, limitada, porém significativa, de maneira a habilitá-lo a cuidar de seus pacientes com problemas psicológicos.

1. INTRODUÇÃO:

Um paciente chega à consulta do generalista com o problema de distúrbios neuro-vegetativos quando se deita, impedindo-o de adormecer. Outro se queixa de fraqueza, perda de peso e de apetite. Num atendimento de urgência, uma cliente apresenta uma "dramática" dispnéia, simulando uma crise de asma. Os exemplos poderiam se multiplicar indefinidamente. Este é o cotidiano do médico: uma parte de seus pacientes apresenta uma sintomatologia em que não é detectada nenhuma patologia orgânica. Muitas vezes, o médico considera que estes pacientes "não têm nada" (1) ou que são pessoas "nervosas", cujas doenças estão "em suas cabeças" (2). (A peça teatral "O doente imaginário", de Molière, é uma sátira deste tipo de patologia).

Nos exemplos citados acima, o paciente com distúrbio neuro-vegetativo é um homem de meia-idade com problemas financeiros, a senhora emagrecida perdeu seus sobrinhos, assassinados, e a cliente dispnéica está numa crise conjugal devido à infidelidade do marido. Portanto, são pacientes que se consideram doentes fisicamente, mas que, inconscientemente, apresentam problemas psicológicos como causa de seus sintomas.

As estimativas variam; todavia, calcula-se que de um quarto a um terço dos pacientes que recorrem ao generalista estão numa condição de estresse psicossocial (3). O que se constata é que o médico não está preparado para atender a estes casos e nem sabe qual conduta adotar (2, 4).

Inicialmente, procuremos delimitar este contingente de pacientes. Pode-se entender por "problemas psicológicos" na prática médica uma ampla rede de patologias, que abarca, pela incidência, os transtornos somatomorfos e os episódios depressivos com sintomas somáticos (5, 6). Enfim, trata-se de uma série significativa de patologias atribuídas à influência exercida sobre o corpo pelas emoções (7).

Um expressivo número de indivíduos, rotulados como "nervosos", "neurastênicos", "psicastênicos", "histéricos", "neuróticos e psicopatas", "doentes funcionais", doentes "psicógenos", "doentes psicossomáticos", etc., pode apresentar distúrbios funcionais (8).

Detenhamo-nos nos transtornos somatomorfos pelo seu mimetismo com as doenças físicas (5). Incluem o transtorno de somatização, o transtorno conversivo, o transtorno doloroso, a hipocondria e o transtorno dismórfico corporal (7, 9).

Segundo H. J. Weitbrecht (8), os transtornos somatomorfos (ou funcionais) do organismo compõem um grupo heterogêneo de distúrbios que não apresenta nenhuma patologia orgânica. O primário nestes pacientes é uma atitude ou desenvolvimento psíquico anormais, que secundariamente dão lugar a disfunções vegetativas, vasculares ou neuroendócrinas.

Os transtornos somatomorfos situam-se na fronteira da medicina e da psiquiatria. Possuem os atributos seguintes: (a) a tendência do paciente a "experienciar" e a comunicar sintomas somáticos; (b) os sintomas não são sustentados por achados patológicos; (c) o paciente atribui suas queixas a uma doença física; (d) o paciente procura ajuda médica para os sintomas; (e) o estresse psicossocial, assim como a vulnerabilidade da personalidade ao estresse, pode ser uma característica associada (embora o paciente não reconheça e até mesmo negue qualquer ligação entre os sintomas e causas psicológicas). O denominador comum destes distúrbios é que tendem a se manifestar como se a anatomia não existisse (4).

A maioria destes pacientes é vista e tratada sintomaticamente por médicos generalistas, por especialistas (não-psiquiatras) ou por adeptos da medicina alternativa. São muito comuns nos consultórios dos médicos generalistas. Calcula-se em um terço o número de consultas em atenção primária em que nenhuma patologia orgânica é identificada (na experiência de consultório do médico de família de Waco, Texas, em uma amostra de 1073 pacientes foram identificados 120 com transtornos somatomorfos) (3).

Existe o risco de diagnosticar erroneamente um transtorno funcional neurótico onde na realidade existe uma doença orgânica. Não é fácil fazer o diagnóstico de transtorno somatomorfo. É evocado pelo generalista quando o paciente apresenta, repetidamente, queixas vagas e variadas, sem uma etiologia estabelecida. Estes pacientes requerem mais tempo de consulta e são considerados "difíceis" ("doctor shoppers") (1).

Estes problemas clínicos, pois, são freqüentes e associados com altos custos diretos e indiretos. Os pacientes com transtornos somatomorfos são submetidos a uma enorme bateria de exames complementares e procedimentos diagnósticos inúteis. Os resultados falso-positivos podem levar a tratamentos equivocados, complicações, morbidade desnecessária e desperdícios (7).

Por se situarem na fronteira entre disciplinas, existe pouca pesquisa sobre o diagnóstico e o tratamento dos transtornos somatomorfos. A avaliação de seu tratamento pelo generalista pode ser considerada como insatisfatória (3). Os médicos centram-se no alívio dos sintomas, através da prescrição de medicamentos, como é o procedimento padrão. Várias tentativas terapêuticas acabam não dando resultado, frustrando ao médico e ao paciente (10, 11).

A questão a ser elucidada nesta monografia é a dos problemas psicológicos (em sentido genérico) na prática médica e a falta de preparo dos generalistas para abordá-los.

Não basta constatar a insuficiência ou explicá-la: é preciso apresentar uma solução.

Assim, a primeira pergunta a ser respondida é explicar porquê o generalista está despreparado para lidar com estas patologias de fundo emocional, tão freqüentes em sua prática. O meio para decifrar este paradoxo será a análise de discurso do ensaio "O Nascimento da Clínica", do filósofo estruturalista Michel Foucault.

Uma vez explicado o paradoxo, o segundo ponto é como capacitá-lo para cuidar dos clientes com estes distúrbios. A outra parte da monografia consiste no exame do método Balint para habilitar os generalistas no manejo dos problemas psicológicos de seus clientes.

2. O NASCIMENTO DA CLÍNICA:

O médico generalista, condicionado a se ocupar do "orgânico" por uma longa tradição secular, não está preparado na sua prática cotidiana para lidar com os problemas psicológicos de seus pacientes. Isto porque não encontra o substrato anátomo e fisiopatológico a que foi exercitado a descobrir. É costume, então, emitir o seguinte juízo (eivado de conseqüências): "o doente não tem nada". Somente é possível entender esta postura à luz da história da estruturação da clínica médica através do tempo.

"O Nascimento da Clínica" é o título do livro do filósofo Michel Foucault (12) que escava a arqueologia do saber médico ocidental, através de uma análise estrutural de seus textos. Procedemos a uma seleção em sua obra, apresentada a seguir.

Desde a Renascença, ocorreu uma mudança na tradição médica, que vinha desde o século V, na Grécia, com a longa história dos sistemas -ou seja, da influência da metafísica. Pode-se situar o nascimento da medicina moderna no final do século XVIII. Passou-se a privilegiar o empírico (a percepção) e a razão, com o abandono das teorias, dos velhos sistemas e de suas especulações imaginárias. A experiência clínica pôs por terra o dogma aristotélico e iniciou o discurso científico. Como se estruturou esta proto-clínica?

Nos seus primórdios, esta medicina era classificadora. A experiência médica do século XVIII ocupou-se, constitucionalmente, de organizar um campo nosológico. Estudava-se *"a maneira como a natureza produz e entretém as diferentes formas de doenças"*, no dizer de Sydenham (13). A doença recebeu uma organização hierarquizada em famílias, gêneros e espécies. Frier (14) ensinava: *"O conhecimento das doenças é a bússola do médico; o sucesso da cura depende de um conhecimento exato da doença"*.

A medicina das espécies patológicas considerava o hospital um lugar artificial, onde a doença alojada incidia no risco de perder suas características originais. Ela podia sofrer toda forma de complicações, que os médicos chamavam "febre" dos hospitais ou das prisões. O lugar natural da doença era o da vida: a família. Diferente do internista, que lidava com doenças desfiguradas, o médico que tratava a domicílio *"adquire em pouco tempo uma verdadeira experiência, fundada sobre os fenômenos naturais de todas as espécies de doenças"*, segundo Dupont de Nemours (15).O papel do médico era o de descobrir a doença no doente, escondida nele como um criptograma. A doença possuía uma organização que lhe era própria. O doente era um "acidente" da doença, o objeto transitório do qual ela se apossou. Cabanis (16) escreveu: *"as diferentes doenças servem de texto"*. O doente era o veículo através do qual este texto se exprimia, ás vezes de forma complicada e embaralhada. Girbal (17) descrevia o domínio clínico:

"Esclarecer o princípio e a causa de uma doença através da confusão e da obscuridade dos sintomas; conhecer sua natureza, suas formas, suas complicações; distinguir na primeira olhada todas as suas características e todas as diferenças(...)".

O exame clínico procurava estabelecer a relação entre os fenômenos, os antecedentes e os distúrbios constatados, de forma a poder pronunciar um nome: o da doença. Uma vez feita esta designação, deduzia-se facilmente as causas, o prognóstico, as indicações. Tratava-se, portanto, da descoberta de uma "verdade", escondida, já presente no corpo do doente: o nome da doença.

A clínica consistia na arte de "demonstrar mostrando". Cabanis (18) assim explicava o ensino médico: *"O professor indica a seus alunos a ordem pela qual os objetos devem ser observados, para serem melhores percebidos e gravados na memória."* Acompanhe-se a descrição das aulas de clínica cirúrgica de Desault, em 1781, no Hôtel-Dieu:

> *"Sob os olhos de seus espectadores, fazia trazer os doentes mais graves, classificava suas doenças, analisava as características, definia a conduta a ser adotada, praticava as cirurgias necessárias, prestava conta dos seus procedimentos e de seus motivos, mostrava as mudanças diárias e apresentava o estado das partes após a cura...ou demonstrava sobre o corpo privado de vida as alterações que haviam tornado a arte inútil."* (19)

Desde a Renascença, a clínica foi, provavelmente, a primeira tentativa para fundar uma ciência baseada unicamente no campo perceptivo e uma prática guiada pelo exercício do olhar. Petit (20): *"É preciso, tanto quanto possível, tornar a ciência ocular"*. Na tradição médica do século XVIII, a doença se apresentava ao observador segundo os sintomas e sinais.

O sintoma ocupava um lugar especial porque era a forma sob a qual se apresentava a doença. De tudo o que era visível, era o mais próximo do essencial e era a primeira transcrição da natureza inacessível da doença. Os sintomas deixavam transparecer a figura invariável, retraída, visível e invisível, da doença. Broussonnet (21):

"Seu conjunto forma o que se chama doença". E ainda:

"Nós entendemos por fenômeno, toda mudança notável do corpo sadio ou doente; daí a divisão entre aqueles que pertencem à saúde e os que designam a doença: estes últimos confundem-se facilmente com os sintomas ou aparências sensíveis da doença".

Por esta simples oposição às formas da saúde, o sintoma deixava de ser um fenômeno natural passivo e tornava-se representação da doença.

A clínica supunha a visibilidade da doença, o olhar e o objeto entrelaçados pela natureza e pela origem. É o olhar médico que abria o segredo da doença e era esta visibilidade que a tornava penetrável à percepção. O olhar que observava evitava intervir: era mudo e sem gesto. A pureza do olhar do clínico estava ligada a um certo silêncio que permitia escutar: *"Toda teoria silencia ou sempre some ao pé do leito do doente"*, na expressão de Corvisart (22). Também devia ser contido o imaginário, que antecipava sobre o que se percebia, descobria relações ilusórias e fazia falar o que era inacessível aos sentidos. O olhar clínico tinha esta propriedade paradoxal de ler a natureza no momento em que percebia um espetáculo. Pinel (23) assim o descrevia:

"Os sinais exteriores pegos do estado do pulso, do calor, da respiração, das funções de raciocínio, de alteração dos traços do rosto, das afecções nervosas ou espasmódicas, da lesão dos apetites naturais, formam, por suas diversas combinações, quadros diversos, mais ou menos distintos ou claramente delimitados(...).A doença deve ser considerada como um todo indivisível, desde o seu início até o seu término, um conjunto regular de sintomas característicos e uma sucessão de períodos".

O exercício da observação clínica abria um novo espaço: o espaço concreto do corpo, massa opaca onde se escondiam segredos, lesões invisíveis e o mistério mesmo da vida. A medicina dos sintomas engendrou aquela dos órgãos e das causas, uma clínica baseada na anatomia patológica, a idade de Bichat.

A medicina só podia ter acesso ao que a fundava cientificamente, contornando, com lentidão, os obstáculos da religião, da moral e dos preconceitos. Isto até se admitir que o cadáver fazia parte, sem contestação religiosa ou moral, do campo da medicina. Morgagni, na metade do século XVIII, não teve dificuldades para fazer suas autópsias. Como o *Sepulchretum* (Bonet, 1700), o tratado de Morgagni (*De sedibus,*

1760) procurava estabelecer que a anatomia patológica fundava a clínica, que as lesões explicavam os sintomas. A concepção era de que a anatomia definia a forma fundamental da espacialização (local) e, por uma relação de contigüidade, as vias da comunicação fisiológica ou patológica.

A maior descoberta de Bichat foi um princípio para decifrar o espaço corporal, que era ao mesmo tempo intra, inter e trans-orgânico. O elemento anatômico foi deslocado de sua condição primeira na espacialização, que passou a ser o tecido. Bichat (24) comparava a sua descoberta com a de Lavoisier:

"A química tem seus corpos simples que formam compostos pelas combinações diversas possíveis(...).Igualmente, a anatomia tem seus tecidos simples que...por suas combinações formam os órgãos".

Os diferentes tecidos eram as matérias primas dos órgãos, mas os ultrapassavam, formando vastos sistemas nos quais o corpo humano encontrava sua unidade concreta. A análise tecidual de Bichat tornava possível estabelecer formas patológicas gerais, para além das repartições geográficas de Morgagni. A anatomia patológica tinha construído um fundamento sólido: a análise real segundo superfícies perceptíveis. Desenhavam-se, através de uma leitura diagonal do corpo, grandes famílias de doenças, tendo os mesmos sintomas maiores e o mesmo tipo de evolução. Alcançava-se, enfim, um fundamento objetivo, real e indiscutível, de uma descrição das doenças: *"Uma nosografia baseada na alteração dos órgãos será necessariamente invariável"* (25). Da mesma forma que as nosologias tradicionais começavam por uma definição das classes mais gerais, a anatomia patológica lançava as bases de uma história das alterações comuns a cada sistema, quaisquer que fossem os órgãos ou regiões afetadas.

A questão era como ajustar a percepção anatômica à leitura dos sintomas. Corvisart (22) buscava a confirmação da nosologia pela autópsia: era preciso *"comparar sempre os fenômenos sensíveis e próprios da vida saudável de cada órgão, com as alterações que cada um deles apresenta na sua lesão".* Laënnec (26) seguia a direção inversa:

"A anatomia patológica é uma ciência que tem por objetivo o conhecimento das alterações visíveis que o estado doentio produz sobre os órgãos do corpo humano. A abertura de cadáveres é o meio de adquirir este conhecimento; mas para que tenha uma utilidade direta(...)é preciso juntar a observação dos sintomas ou as alterações de funções que coincidem com cada espécie de alterações de órgãos"..

Com a anatomia patológica, a relação médico-paciente tornou-se uma experiência na qual o olhar do médico era o elemento decisivo do espaço patológico e de sua armação interna. O contato não era possível senão sobre o fundo de uma estrutura, onde o medical e o patológico se entrelaçavam, do interior, na plenitude do organismo. A medicina e a cirurgia não eram mais que uma só e mesma coisa, na medida em que o deciframento dos sintomas se ajustava à leitura das lesões.

O olhar médico passou por uma verdadeira "revolução" (a medicina das reações patológicas) com o tratado de Broussais, em 1816, *Examen de la doctrine* (27). Nele foi exposto um método clínico aplicado ao agravo orgânico, que propunha *"extrair da fisiologia os traços característicos das doenças e discernir, por uma análise cuidadosa, os apelos muitas vezes confusos dos órgãos doentes".* Esta medicina de órgãos afetados comportava três momentos: 1) Determinar qual órgão estava em sofrimento, o que se fazia a partir dos sintomas manifestos; 2) "Explicar como um órgão entrou em sofrimento" e 3) "Indicar o que é preciso fazer para que deixe de sofrer". Broussais tinha fixado o último elemento da "maneira de ver" do clínico.

A evolução histórica e concreta do olhar médico moderno havia acabado a sua estruturação.

3. A TRADIÇÃO CLÍNICA E OS SEUS EFEITOS:

Vamos revisitar o texto de Foucault e procurar extrair, a partir da proto-clínica do XVIII século, os efeitos sob o conhecimento, as habilidades e as atitudes do médico nos dias de hoje.

Vimos que na Renascença ocorreu uma verdadeira mutação do saber médico, com a recusa das teorias, o abandono dos velhos sistemas e da metafísica da Idade Média. Em seu lugar, passou-se a valorizar o empírico, a experiência clínica. Era o início da Ciência moderna, que nos dias atuais tem sua expressão mais estruturada na chamada Medicina de Evidências. O termo "evidência" expressa o que é comprovado cientificamente, o que é demonstrado experimentalmente.

Esta é a habilidade essencial que foi transmitida desde a proto-clínica: observar as evidências, o que pode ser percebido. A advertência subtendida nesta instrução é de que deve ser contido o imaginário, a teoria, o que é inacessível aos sentidos. A prática deve ser baseada no exercício do "olhar".

Isto está emblematicamente expresso na chamada "Observação clínica", o roteiro de sistematização das informações sobre o paciente, através de seu depoimento a respeito de seu estado interior, o interrogatório de seus antecedentes patológicos e familiares, de seu perfil pessoal, dos diversos aparelhos do organismo, o exame físico e os exames complementares. Nas palavras de Sournia (28):

"Para poder propor a cada um de nossos doentes um tratamento perfeitamente adaptado à sua doença e a ele mesmo, nós procuramos ter uma idéia objetiva e completa de seu caso, reunimos num prontuário que lhe é pessoal (sua "observação") a totalidade de informações que dispomos sobre ele. Nós o "observamos" da mesma maneira que nós observamos os astros ou uma experiência de laboratório".

Este "olhar" ingênuo, porque baseado unicamente na modéstia do percebido e não nas construções imaginosas da mente, redescobre a doença no lugar natural da vida: a família. E a Medicina de Família recupera a prática do clínico, velha de três séculos, de tratar a domicílio.

O olhar clínico, além de herdar uma *"ordem pela qual os objetos devem ser observados para serem melhores percebidos e gravados na memória"*, prossegue com o hábito de recolher os sinais e os sintomas da doença. O doente é a fonte primária das informações, que são processadas pelo observador. Seu discurso dá acesso à percepção que possui do próprio corpo e de suas alterações. O exame "físico" (em inglês, médico é "physician"), método de investigação do espaço concreto do corpo, guarda toda sua centralidade enquanto exercício da habilidade do clínico na identificação dos sinais patológicos, mesmo com todos os avanços científicos dos exames complementares. É uma etapa indispensável da experiência clínica, usando praticamente os mesmos meios que a invenção de Laënnec (29).

No plano do conhecimento, a influência da medicina classificadora, calcada no modelo botânico, perpetuou-se até hoje. O conhecimento das doenças, apesar do acúmulo de informações, é um saber indispensável para o clínico. O trabalho investigativo, desde a primeira olhada na aparência do paciente, desencadeia o raciocínio clínico e constitui um váivem entre as informações colhidas e a memória do aprendido pelo médico. Cada caso é a montagem de um quebra-cabeças e, com o auxílio de um raciocínio hipoté-tico-dedutivo, o clínico vai estabelecendo a relação entre os fenômenos, comparando com o que sabe, até descobrir a doença -isto é, nomear o diagnóstico e aí sim, estabelecer a terapêutica(30).

A atitude do médico foi se cristalizando até chegar ao papel social de um observador neutro, com a atenção voltada para a doença e os seus múltiplos disfarces. Este investigador das pistas que o levam a identificar o mal que acomete ao doente, incorre, por vezes, no erro de "esquecer" a pessoa por detrás da doença. Tal é o risco a que o expõe o personagem que encarna, e que foi moldado através de pelo menos três séculos.

Então, o clínico adquiriu uma segunda natureza que o condicionou a aceitar somente o que passa pelo crível do empírico, da percepção. Uma das mais poderosas influências que herdou, foi a valorização do conhecimento extraído da morte e consubstanciado na anatomia patológica. A autópsia permitiu que o olhar clínico penetrasse no espaço interno do corpo, para aí constatar as lesões nos órgãos.

Chegamos, pois, ao comentário de Foucault (p.138): *"o cadáver aberto e exteriorizado é a verdade interior da doença, é a profundidade exposta da relação médico-paciente"* . Nele estão sintetizados os principais efeitos da tradição clínica sob o médico de hoje: a habilidade aguçada da percepção (o olhar clínico), o conhecimento racional do "espetáculo" da doença, em toda a sua crueza concreta ("orgânico"), e a atitude neutra de observador/investigador dos fenômenos patológicos do corpo humano.

4. O MÉDICO, O SEU PACIENTE E A DOENÇA:

Os generalistas foram habilitados em seus cursos médicos para lidar com os distúrbios orgânicos; quando se deparam com as dificuldades emocionais de seus pacientes, encontram-se despreparados para abordá-las. Esta é a necessidade que levou aos seminários sobre "problemas psicológicos em medicina clínica", organizados pelo pioneiro, Dr. Michael Balint, psiquiatra e psicanalista.

Vejamos os resultados da investigação sobre este tema, efetuada por Balint e compilada em sua obra: "O Doutor, o seu Paciente e a Doença" (31). Esta pesquisa levou mais de 5 anos, iniciando-se em 1952, na Tavistock Clinic (Londres), e foi feita com quatorze generalistas.

A constatação inicial foi a mesma que já tinha sido feita nos primórdios da clínica: existe uma clivagem entre a ciência médica tal como é exercida nos hospitais e a prática geral que se faz no consultório do generalista.

Os especialistas -professores dos generalistas nas escolas de medicina-, inclinam-se a diagnosticar patologias no âmbito de suas especialidades, até porque não atendem longitudinalmente (em comparação com aqueles). As doenças descritas pelos "rótulos" da medicina hospitalar, nestes casos, não ajudam o generalista a compreender os verdadeiros problemas com os quais se defronta.

Nos consultórios dos generalistas, os problemas dos

pacientes apresentam-se, muitas vezes, sob a forma de "uma doença da pessoa inteira". Os casos analisados revelam que algumas pessoas não conseguem enfrentar as dificuldades de suas vidas e "fogem" ficando doentes.

A estimativa é de que pelo menos um quarto dos pacientes consultados sejam casos psicológicos. Se o médico tem a oportunidade de vê-los no início do processo patológico, pode perceber que tais pacientes "oferecem" ou propõem diversas doenças, até que se fixam a uma doença precisa e "organizada". No entanto, os generalistas -influenciados pelos especialistas-, evocam preliminarmente um diagnóstico "orgânico", mesmo quando as evidências apontam para um problema psicológico. Os médicos consideram que a doença física é mais séria e mais perigosa que uma doença funcional. Conhecem mais as patologias orgânicas e aí sentem-se seguros, num terreno firme, do que quando se deparam com alterações funcionais ou psíquicas. As doenças são catalogadas numa sorte de classificação hierárquica, correspondendo à gravidade das lesões anatomopatológicas.

Cada médico tem um modelo ideal do comportamento que deve adotar uma pessoa quando está doente. Esta missão ou "função apostólica" expressa-se em sua conduta. Trata-se da tendência do médico de alimentar expectativas ilusórias sobre o paciente, baseadas em seus próprios valores. Espera enquadrá-lo num diagnóstico e "convertê-lo" às virtudes da medicalização.

O roteiro habitual seguido pelo generalista é dominado pelo medo de deixar passar alguma doença física. O receio é o de fazer um diagnóstico de transtorno funcional neurótico onde possa existir uma doença orgânica. Utiliza-se de duas estratégias securizantes: os exames complementares e a referência a especialistas.

A "eliminação por exames físicos apropriados" constitui uma rotina obrigatória na prática diária. O método de escolha é pedir exames complementares à exaustão, até que um sinal físico acidental, e muitas vezes sem significação, possa ser responsabilizado pela sintomatologia. Esta "resposta" do médico tem a conseqüência iatrogênica de induzir, levar, o paciente a "organizar" a sua doença em torno do desvio encontrado. O passo següinte será convencer o paciente da utilidade da prescrição para os seus sintomas, embora precise de algo diferente.

O outro recurso utilizado pelo generalista diante de um "caso difícil" é o de encaminhar o paciente ao(s) especialista(s) para um diagnóstico mais preciso ("perpetuação da relação professor-aluno"). Em toda situação deste tipo, em que o doente "oferece" uma doença "atípica" ao generalista levando-o a pedir ajuda ao(s) especialista(s), ocorre uma "colusão no anonimato" ou de "diluição de responsabilidades". O sentido desta expressão é a de que o paciente pode ser referenciado a diferentes especialistas, sem que ninguém assuma a responsabilidade pelo paciente enquanto pessoa. O doente vira um prontuário impessoal, freqüentemente circulando entre diferentes especialistas, que também se confundem diante de um quadro rebelde a se encaixar nos rótulos ou esquemas. O generalista, que não deveria deixar de conhecer as conseqüências das condutas dos especialistas, acaba por delegar suas responsabilidades. Assim, podem ser tomadas decisões vitais -às vezes após terem sido consultados diferentes especialistas-, sem que ninguém se sinta plenamente responsável.

Os doentes, cujos distúrbios possam ser atribuídos a prováveis alterações anatômicas e fisiológicas, são de uma categoria superior, enquanto os neuróticos engrossam o contingente do que sobrou, uma vez realizado o diagnóstico diferencial. O generalista orgulha-se de ter despistado uma doença física, mas incomoda-o defrontar-se com uma neurose. Está despreparado para lidar com os problemas psicológicos. Diante da angústia e da pressão crescente do paciente, pode mesmo se sentir culpado: seus exames mais criteriosos não esclareceram a "doença" e o tratamento atualizado que instituiu, não trouxe o alívio esperado. O paciente, por sua parte, quer saber o nome da sua doença, o diagnóstico, o porquê a medicação não funcionou. Diante desta demanda, recebe como resposta que "nada tem", o que equivale a ter a sua "oferta" rejeitada e a ficar com o seu problema não resolvido.

Quais as propostas de Balint para sair deste imbróglio?

A solução já estava contida em sua tese inicial, exposta acima: *"Nós pensamos que certas pessoas que, por uma razão ou por outra, não podem enfrentar os problemas de suas vidas, se livram ficando doentes"* (31).

O generalista deve ter discernimento para saber quais são os casos em que é essencial tratar uma doença física e quais os que precisa ajudar o paciente a assumir os seus problemas pessoais.

Para chegar ao nível de desvelar o que está oculto, é preciso que o generalista proceda a um diagnóstico "aprofundado", isto é, que contemple os problemas da personalidade global. A metodologia a seguir, "a entrevista prolongada", implica na habilidade da "escuta" por parte do médico.

É necessário ampliar os limites da anamnese padrão -sem deixar de reconhecer o valor das informações pertinentes assim obtidas-, porque "aquele que faz perguntas obtém respostas, mas nada além disso".

O generalista, responsável pelo paciente, deve estar em condições de acompanhar o curso de sua história de vida, de forma a poder contextualizar uma eventual doença psicológica. Só assim pode alcançar uma ampla compreensão das "ofertas" de seus pacientes, ou seja, fazer um diagnóstico "aprofundado". Trata-se de bem "administrar" o "fundo mútuo de investimento", isto é, toda a experiência e a confiança compartilhadas entre o médico e o paciente, que foram acumuladas, às vezes, durante anos de convívio.

O "remédio médico" (o doutor em si mesmo é uma poderosa "medicação") é o "medicamento" mais usado na prática, mas pode ser decisivo para a cura naqueles episódios em fases precoces "desorganizadas". Muitos casos poderão ser solucionados nesses estágios, tornando desnecessário o encaminhamento para psicoterapia com um psicoterapeuta. Trata-se, de fato, de uma psicoterapia breve, em que o médico aprende a se servir de si mesmo como instrumento terapêutico, assim como um cirurgião usa um bisturi.

Resta abordar a questão de como os generalistas podem adquirir o mínimo de aptidões para lidar com as emoções de seus clientes.

Comecemos por compreender porquê, psicologicamente, evitam explorá-las. Deixemos de lado a questão de sua formação voltada para o "orgânico" ou a sua falta de preparo para lidar com as emoções. A explicação do autor é que quando uma pessoa está doente fisicamente, o clínico está numa situação diferente e distante de sua condição, embora se solidarize com ela. Mas quando o paciente está infeliz em sua relação com o mundo, o médico pode se sentir pessoalmente implicado, devido a seus próprios problemas. Procura, a partir daí, evitar situações que poderiam levá-lo a examinar os seus conflitos pessoais.

Segue-se que o generalista tem a necessidade de "uma mudança de personalidade considerável, ainda que limitada". Como obtê-la?

Balint propõe como método seminários de grupo, de oito generalistas coordenados por um psiquiatra/psicanalista, em encontros semanais. O número foi fixado para proporcionar uma participação intensa e um material suficientemente diversificado. Isto porque se trata de provocar uma nova atitude no médico, o que implica em expô-lo à situação real e levá-lo a reconhecer os problemas e as formas que podem ser empregadas para tratá-los. As discussões semanais de casos são a matéria prima donde se analisa a relação de cada generalista com os seus clientes. É possibilitado ao generalista, sob demanda, uma supervisão individual de seus casos, ou seja, uma hora por semana de "entrevista particular".

Um objetivo é desenvolver nos médicos suas sensibilidades diante dos problemas emocionais de seus pacientes, de modo que possam compreendê-los melhor e com maior profundidade. O outro é ajudá-los a aprender a empregar esta compreensão de forma a obter um efeito terapêutico. Para alcançar estes objetivos é indispensável modificar a personalidade do médico, particularmente quando atua no exercício profissional. Deve aprender a perceber e a tolerar os fatores emocionais de seus pacientes, que antes rejeitava ou ignorava, além de aceitá-los como dignos de sua atenção. Balint chamou a totalidade deste processo *"mudança de personalidade limitada, todavia significativa"*.

A essência do método de capacitação (32), o "grupo Balint", é o seguinte:

(1)   fazer com que o médico tome consciência de toda sua responsabilidade terapêutica, cerceando-lhe qualquer rota de fuga;

(2)   comparar sua maneira de tratar a seus pacientes com a de outros colegas do seminário;

(3)   utilizar o grupo para demonstrar que toda terapia necessariamente implica um tipo específico de interação entre o paciente e o médico.

O foco está centrado no subjetivo e pessoal, muitas vezes fora do controle consciente. O mais importante nos seminários de grupo é a análise da relação médico-paciente, das emoções na interação. É a chamada "contra-transferência", isto é, as formas como o generalista utiliza sua personalidade, suas crenças, seu saber, seus modos habituais de reação, etc. As discussões dos seminários fornecem o motor da "mudança de personalidade considerável, ainda que limitada". O que se produz durante os seminários é que o generalista toma consciência de seu envolvimento pessoal e de suas resistências em suas relações com o paciente e com o resto do grupo.

Estes seminários duram 2 anos, em sessões semanais, capacitando o generalista a tratar uma grande parte dos seus pacientes com problemas psicológicos. Habilitam-no a impedir, com uma intervenção precoce, o paciente a "organizar" sua doença em torno de qualquer sinal físico de pouca importância. A profundidade da penetração do generalista no conflito do paciente depende de sua própria personalidade, isto é, de sua função apostólica. Assim, pode chegar a identificar o "conflito" que levou o paciente a se queixar, descobrindo o verdadeiro problema em sua vida. Em outras palavras, o generalista é capaz de manejar com competência o "remédio médico", o "medicamento" mais freqüente da prática geral.

Por fim, conheçamos a avaliação do método dos seminários de discussão em grupo para os generalistas (32). Entre os chamados "desertores", aqueles que abandonavam os seminários após certo tempo, podem ser descritos os seguintes grupos: 1) os médicos que padeciam de uma patologia mental grave (neurose severa ou borderline; 2) os "superiores", médicos prestigiosos, de profundo "fervor apostólico", como possível defesa contra a insegurança; 3) os médicos escrupulosos e sensitivos, que necessitavam de "receitas" para as situações; 4) os médicos com uma ansiedade neurótica diante da mudança e 5) os médicos com defesas sólidas e eficazes, que preferiam evitar uma série de temas.

Na avaliação de Balint, os generalistas que acompanharam até o fim os seminários eram médicos "natos" ou muito talentosos, que "experienciavam" uma satisfação "profunda" no exercício profissional.

Citemos dois depoimentos de generalistas que participaram dos grupos Balint : *"O maior benefício veio de escutar as estórias das relações médico-paciente contadas pelos outros participantes do grupo"*(33); e ainda: *"Acredito que os seminários tornaram-me melhor em meu trabalho(...). Posso afirmar que certamente me ajudaram a lidar com menos ansiedade com pessoas diferentes ou difíceis"* (34). Os seminários permitiram aos médicos realizar que as pessoas "difíceis" eram suas semelhantes, que estavam pedindo ajuda e não tentando criar situações sem saída.

Todavia, o generalista precisa de pelo menos dois anos de capacitação para se beneficiar de um grupo (Balint).

5. CONCLUSÕES:

A moderna concepção sobre a etiologia das doenças é a de que muitos fatores interagem para produzí-las (35). De acordo com este modelo de Engels, os fatores biopsicossociais estão envolvidos nas causas, manifestações, curso e evolução da saúde e das doenças. Os papéis relativos dos fatores biológicos, psicológicos ou sociais podem variar entre os indivíduos ou entre os períodos da duração da vida.

Procuramos demonstrar, ao longo deste trabalho, que os médicos possuem "pontos cegos" em relação aos fatores psicológicos e sociais, privilegiando os biológicos (devido à sua formação) (36).

Mostramos que os fatores estressantes psicológicos e sociais podem se "metamorfosear" em distúrbios somatomorfos ou outros, camuflando-se atrás dos sintomas, e que os esforços terapêuticos são de utilidade duvidosa se as verdadeiras causas não forem abordadas. *"Uma doença 'funcional' significa que o paciente teve um problema que tentou resolver com uma doença"* (31).

Os fatores estressantes psicológicos e sociais mais comuns na vida adulta abarcam a ruptura de relações afetivas íntimas, a morte de um familiar ou amigo(a) próximo(a), as dificuldades econômicas, a saúde física precária e os acidentes e a violência atingindo a integridade física. Estes fatores desencadeiam distúrbios em pessoas vulneráveis, isto é, com maior risco de adoecer.

Propusemos o grupo Balint como um método que

capacita o médico generalista a lidar com as emoções na prática médica, através de uma *"pequena, mas significativa mudança de personalidade"* (32). O objetivo é que saiba se servir do *"remédio médico"*, isto é, de si mesmo, na relação com o paciente.

6. Referências Bibliográficas

1. Koyazu, T. *Schematic understanding of the worried patient with somatoform disorder.* In: Ono, Y. (Eds.) Somatoform Disorders. A Worldwide Perspective. Keio University. Springer. 1999, p.218-221.

2. Kirmayer, L. J. *Rhetorics of the body: medically unexplained symptoms in sociocultural perspective.* In: Ono, Y. (Eds.) Somatoform Disorders. A Worldwide Perspective. Keio University. Springer. 1999, p. 271-283.

3. Couchman, G. *Approach to the treatment of somatoform disorders in general practice.* In: Ono, Y. (Eds.) Somatoform Disorders. A Worldwide Perspective. Keio University. Springer. 1999, p. 229-231.

4. Jablensky, A. *The concept of somatoform disorders: a comment on the mind-body problem in psychiatry.* In: Ono, Y. (Eds.) Somatoform Disorders. A Worldwide Perspective. Keio University. Springer. 1999, p. 3-10.

5. Tierney, Jr., L. M., McPhee, S. J., Papadakis, M. A. *Medical Diagnosis & Treatment.* Stamford. Lange Medical Publications. 35ª ed. 1996, p.924-7.

6.. Hoff, H. e Ringel, E. *Problemas generales de la medicina psicosomatica.* Madrid. Ediciones Morata, S. A. 1969.

7. Frances, A. and Vance, B. *The differential diagnosis of somatoform disorders.* In: Ono, Y. (Eds.) Somatoform Disorders. A Worldwide Perspective. Keio University. Springer. 1999, p. 19-25.

8 Weitbrecht, H. J. *Errores del diagnóstico psiquiátrico en la*

práctica médica. Barcelo-na. Ediciones Toray, S. A. 1* ed.1968, p.134-167.

9. Barsky, A. J. *Hypochondriasis.* In: Ono, Y. (Eds.) Somatoform Disorders. A Worldwide Perspective. Keio University. Springer. 1999, p.73-79.

10. Burke Jr., J. D., Burke, K. C. and Couchman, G. *Problems in pharmacology management of somatoform disorders.* In: Ono, Y. (Eds.) Somatoform Disorders. A Worldwide Perspective. Keio University. Springer. 1999, p. 222-225.

11. Nomura, S., Kuboki, T. and Yamanaka, G. *Approaches to the treatment of somatoform disorders in internal medicine.* In: Ono, Y. (Eds.) Somatoform Disorders. A Worldwide Perspective. Keio University. Springer. 1999, p. 240-245.

12. Foucault, M. *Naissance de la Clinique.* Paris. Presses Universitaires de France.1* ed.1963.

13. Sydham, Th., *Médecine pratique,* Paris, 1784 *apud* Foucault, M. *Naissance de la Clinique.* Paris: Presses Universitaires de France,1* ed.1963, p.3.

14. Frier, F., *Guide pour la conservation de l'homme,* Grenoble, 1789 *apud* Foucault, M. *Naissance de la Clinique.* Paris: Presses Universitaires de France,1* ed.1963, p 7.

15. Dupont de Nemours, P., *Idées sur les secours à donner aux pauvres malades dans une grande ville,* Paris, 1786 *apud* Foucault, M. *Naissance de la Clinique.* Paris. Presses Universitaires de France.1* ed.1963, p.18.

16. Cabanis, P.-J.-G., *Observations sur les hôpitaux,* Paris, 1790 *apud* Foucault, M. *Naissance de la Clinique.* Paris. Presses Universitaires de France.1* ed.1963, p.59.

17. Girbal, A., *Essai sur l'esprit de la clinique médicale de Montpellier,* Montpellier, 1858 *apud* Foucault, M. *Naissance de la Clinique.* Paris. Presses Universitaires de France.1* ed.1963, p.67.

18. Cabanis, P.-J.-G., la Clinique, *Observations sur les hôpitaux,* Paris, 1790 *apud* Foucault, M. *Naissance de la Clinique.* Paris. Presses Universitaires de France.1* ed.1963, p.120.

19. Petit, M.-A., *Médecine du Coeur,* Paris, 1781, *apud* Fou-

cault, M. *Naissance de la Clinique*. Paris. Presses Universitaires de France.1* ed.1963, p.88.

20. Petit, M.–A., *Discours sur la manière d'exercer la bienfaisance dans les hôpitaux,* 1797 *apud* Foucault, M. *Naissance de la Clinique*. Paris. Presses Universitaires de France.1* ed.1963, p.126.

21.Broussonnet, J.-L.,-V, *Tableau élémentaire de la séméiotique,* Montpellier, ano VI *apud* Foucault, M. *Naissance de la Clinique*. Paris. Presses Universitaires de France.1* ed.1963, p.90.

22. Corvisart, J.-N., *Essai sur les maladies et les lésions organiques, du coeur et des gros vaisseaux,* 1818 *apud* Foucault, M. *Naissance de la Clinique*. Paris. Presses Universitaires de France.1* ed.1963, p.107,137.

23. Pinel, Ph., *La médecine clinique,* Paris, 1815 *apud* Foucault, M. *Naissance de la Clinique*. Paris. Presses Universitaires de France.1* ed.1963, p.94.

24. Bichat, X., *Traité des membranes,* 1807 *apud* Foucault, M. *Naissance de la Clinique*. Paris. Presses Universitaires de France.1* ed.1963, p.133..

25. Bichat, X., *Anatomie générale appliquée à la physiologie et à la médecine,* 1801 *apud* Foucault, M. *Naissance de la Clinique*. Paris. Presses Universitaires de France.1* ed.1963, p.130.

26. Laënnec, R., *Article Anatomie pathologique, Dictionnaire des Sciences Médicales). apud* Foucault, M. *Naissance de la Clinique*. Paris. Presses Universitaires de France.1* ed.1963, p.137.

27..Broussais, F. J. V., *Examen de la doctrine,* Paris, *apud* Foucault, M. *Naissance de la Clinique*. Paris. Presses Universitaires de France.1* ed.1963, p.189.

28. Sournia. J.-Ch., *Logique et morale du diagnostic,* Paris, 1962, , *apud* Foucault, M. *Naissance de la Clinique*. Paris. Presses Universitaires de France.1* ed.1963, p.112.

29. Laënnec, R., *Traité de l'auscultation médicale,* Paris, 1819, *apud* Foucault, M. *Naissance de la Clinique*. Paris. Presses Universitaires de France.1* ed.1963, p.137.

30. Cutler, P. *Como solucionar problemas em clínica médica.* Rio

de Janeiro. Editora Guanabara Koogan S. A. 3* ed.1999.

31. Balint, M. *L e médecin, son malade et la maladie*. Paris. Éditions Payot & Rivages. 3* ed. 1996.

32.. Balint, M., E. Balint et al. *La capacitación psicológica del médico*.Barcelona. Editorial Gedisa S. A. 1* ed. 1984.

33.Southgate, L., *Journal of the Balint Society*, vol. 30, 2002.

34. Horder, J., *Journal of the Balint Society*, vol. 30, 2002.

35. Engels, *Biopsychosocial Model of Disease*, 1977, *apud A Report of the Surgeon General*, htpp://www.surgeongeneral.gov./library/mentalhealth/chapter2/sec3.html, 1999.

36. Starfield, B. *Atenção primária: equilíbrio entre necessidades de saúde, serviços e tecnologia*. Brasília: Unesco, Ministério da Saúde, 2002, p.291-312.